Fachkundelehrgang I

Werterhalt von wiederaufbereitbaren Medizinprodukten

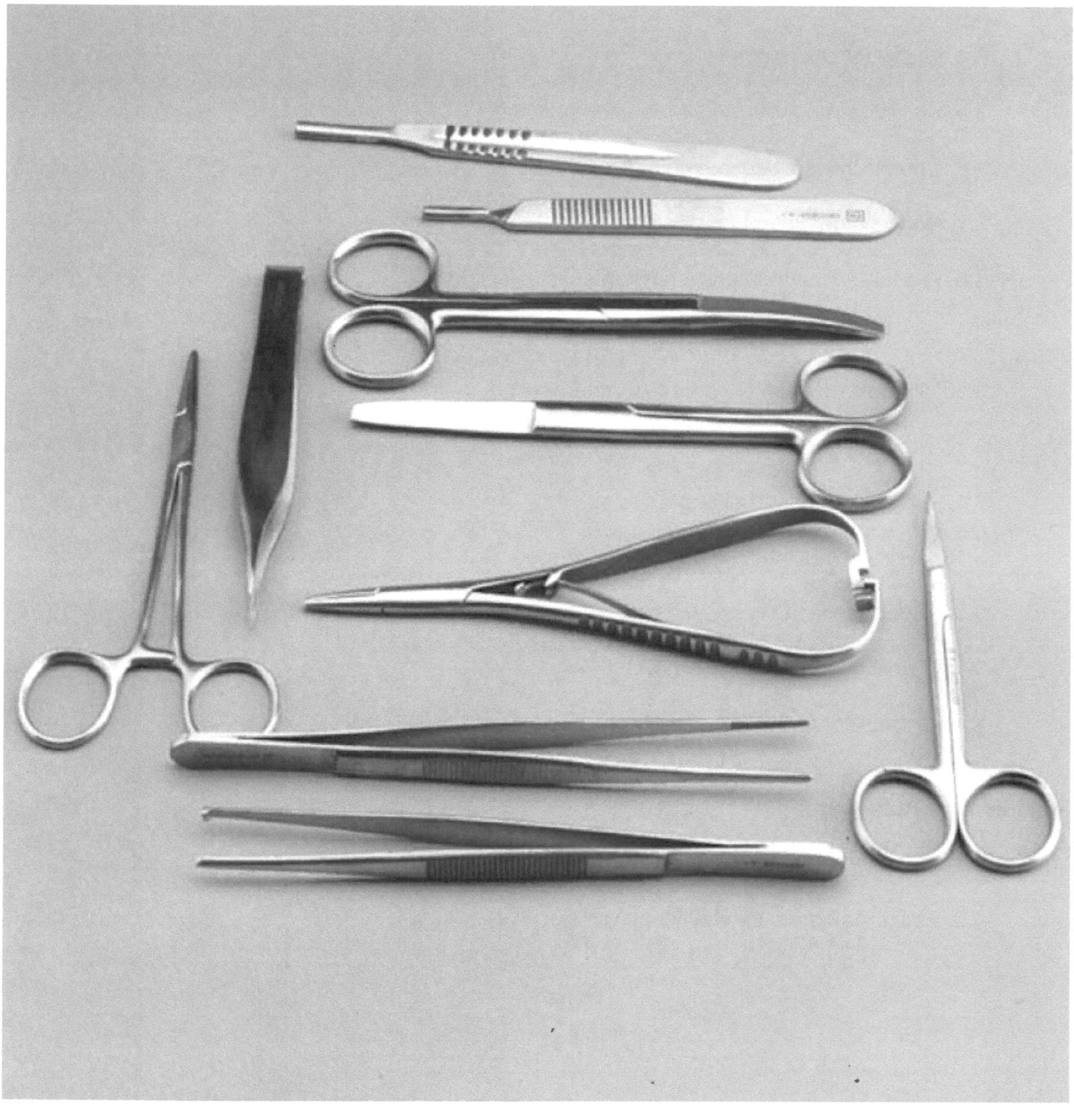

Inhalt

1 Ziel des Unterrichtes — **5**

2 Gesetzliche und normative Grundlagen — **6**

2.1. Medizinproduktegesetz — 6

2.2. Medizinproduktebetreiberverordnung — 7

2.3. Grundlegendes zur EN ISO 17664 — 8

3 Werkstoffauswahl und Konstruktionsauslegung — **9**

3.1. Geschichte — 9

3.2. Grundvoraussetzung: Qualitätsmanagement von Anfang an — 10

3.3. Eingangskontrolle bei Stählen — 10

3.4. Legierungsbestandteile — 11

3.5. Klassifizierung von "Nicht-rostendem-Stahl" — 11

3.6. Chemische Stahlzusammensetzung nach DIN 58298 — 12

3.7. Notwendige Materialeigenschaften — 12

3.8. Produktvielfalt / Materialien (Stähle bis Kunststoffe) — 13

3.9. Materialien — 13

3.10. Produktion nach Normen bzw. internen Standards — 14

3.11. Wärmebehandlung — 15

3.12. Oberflächenbearbeitung — 16

3.13. Instrumentenbeschriftung & -markierung — 16

3.14. Schutzschicht (Passivschicht) — 18

3.15. Funktionsprüfung (Hersteller) — 18

3.16. Produktionsschritte eines Medizinproduktes — 19

4 Medien zur Aufbereitung — **20**

4.1. Wasser und Prozesschemikalien — 20

4.2. Einflussfaktoren der Reinigung — 20

5 Behandlung von fabrikneuen Instrumenten und Instrumenten aus Reparaturrücksendungen   **20**

6 Prüfung und Pflege von Instrumenten im Prozess   **21**

6.1. Allgemeines   21

6.2. Visuelle Kontrolle   21

6.2.1. Visuelle Kontrolle auf Sauberkeit (frei von sichtbaren Rückständen)   21

6.2.2. Visuelle Kontrolle auf Schäden   22

6.2.3. Visuelle Kontrolle auf Oberflächenveränderungen   23

6.3. Pflege der Instrumente   23

6.4. Funktionskontrolle / Funktionsprüfung   24

7 Oberflächen- & Materialveränderungen   **25**

7.1. Metalle – Beläge & Verfärbungen   25

7.1.1. Organische Rückstände   25

7.1.2. Prozesschemikalienrückstände   26

7.1.3. Beläge durch Kalk   26

7.1.4. Beläge durch Silikate   26

7.1.5. Verfärbung durch Oxidation   27

7.1.6. Ver- bzw. Entfärbung von Plasmaschichten   27

7.2. Metalle – Korrosionen   27

7.2.1. Lochkorrosion   28

7.2.2. Reibkorrosion   28

7.2.3. Spannungsrisskorrosion   29

7.2.4. Flächenkorrosion   29

7.2.5. Kontaktkorrosion   29

7.2.6. Fremd- und Flugrost   30

7.2.7. Spaltkorrosion   30

7.3. Kunststoffe   30

7.3.1. Alterung   31

7.3.2. Quellung   31

7.3.3. Spannungsrisse   31

8 Unterricht im Praktikum 32

9 Literatur / Quellen 32

© OLIVER BAHN (M.SC.)
ISBN: 9783734716973
Herstellung und Verlag:
BoD – Books on Demand,
Norderstedt

Werterhalt von wiederaufbereitbaren Medizinprodukten

1 Ziel des Unterrichtes

Der Teilnehmer/die Teilnehmerin soll im Rahmen des Unterrichtes folgende **grundlegende Kompetenzen** erwerben:

- Kann die derzeit am häufigsten eingesetzten Werkstoffe zur Herstellung von wiederaufbereitbaren Medizinprodukten (MP) benennen.

- Kann Werkstoffe für wiederaufbereitbare MP nennen und die sich daraus ergebenden Konsequenzen für Aufbereitungsmethoden und Sterilisationsverfahren ableiten.

- Kennt Zusammenhänge von eingesetzten Betriebsmittel und Veränderungen an MP.

- Kennt Fachbegriffe von Materialschäden und kann diese erklären.

- Hat Grundkenntnisse in Materialkunde, um Materialbeschädigungen zu erkennen

- Kann Oberflächenveränderungen an Instrumenten und deren Ursachen beschreiben.

- Kann vorbeugende Maßnahmen zur Verhinderung von Oberflächenveränderungen an Instrumenten nennen.

- Erkennt Korrosionsschäden und weiß welche Maßnahmen zu treffen sind.

- Erkennt Korrosion bei MP nach der Reinigung und Desinfektion, und weiß welche Maßnahmen zu treffen sind.

- Erkennt spezielle Anforderungen die sich auf Grund der Bauart oder des Materials für die Aufbereitung ergeben.

- Kann die Form- und Konstruktionsmerkmale von chirurgischen Instrumenten der Risikogruppen unkritisch, kritisch A und semikritisch A im Hinblick auf den funktionsgerechten Einsatz nennen.

- Kann Kriterien für eine korrekte Sicht- und Funktionskontrolle bei unkritischen, kritisch A und semikritisch A, MP nennen.

- Kann Methoden der Funktionskontrollen (Funktionsprüfung) für chirurgischen Instrumente für unkritische, kritisch A und semikritisch A beschreiben.

- Kann Kriterien für die korrekte Behandlung von fabrikneuen Instrumenten nennen.

- Kann Funktionsprüfungen an Hand von Herstellerangaben beschreiben.

- Kennt Pflegeprodukte für MP, sowie deren Einsatz- und Anwendungsmethoden.

- Kann die korrekte Pflege von chirurgischen Instrumenten beschreiben.

- Kann Pflegemaßnahmen an unkritischen, kritisch A und semikritisch A MP gezielt durchführen und erklären.

- Kann das Ziel von Pflegmaßnahmen an chirurgischen Instrumenten benennen.

2 Gesetzliche und normative Grundlagen

2.1. Medizinproduktegesetz

<u>Instandhaltung von Medizinprodukten</u>

§85 (1) Medizinprodukte sind unter Beachtung der Angaben des Herstellers durch Inspektion, Wartung und Instandsetzung nachvollziehbar und fachgerecht so instand zu halten, dass über ihre Lebensdauer die Funktionstüchtigkeit und die Sicherheit für Patienten, Anwender und Dritte gewährleistet ist.

(2) Inspektion, Wartung und Instandsetzung sowie alle damit verbundenen Prüfungen dürfen nur Personen oder Stellen übertragen werden, die auf Grund ihrer fachlichen Ausbildung und ihrer durch praktische Tätigkeit gewonnenen Erfahrungen sowie ihrer Kenntnisse, insbesondere auch hinsichtlich der einschlägigen Rechtsvorschriften und Normen, in der Lage sind, die dafür jeweils erforderlichen Maßnahmen zu setzen und zu beurteilen sowie die möglichen Auswirkungen und Gefahren zu erkennen und ihre Tätigkeit fachgerecht durchzuführen.

Sie müssen bei der Durchführung und Auswertung der Prüfungen in ihrer fachlichen Beurteilung weisungsfrei sein.

(3) Einrichtungen des Gesundheitswesens haben alle erforderlichen Vorkehrungen für die ordnungsgemäße Instandhaltung von Medizinprodukten zu treffen.

§86 Nach Instandsetzungsmaßnahmen müssen die, für die <u>Sicherheit und Funktionstüchtigkeit</u> wesentlichen konstruktiven und funktionellen Merkmale geprüft werden, soweit sie durch Instandhaltungsmaßnahmen oder die Aufbereitung beeinflusst werden können.

<u>Vermeidung von Gefährdungen</u>

§91 Sofern im Zuge von Maßnahmen zur Instandhaltung eines Medizinproduktes Gefährdungen für Patienten, Anwender oder Dritte auftreten können, sind geeignete Maßnahmen zu treffen, um diese Gefährdungen von Personen abzuwenden.

<u>Reinigung, Desinfektion und Sterilisation von Medizinprodukten</u>

§93 (1) Reinigung, Desinfektion und Sterilisation von Medizinprodukten in oder für Einrichtungen des Gesundheitswesens sind unbeschadet des § 34 unter Bedachtnahme auf die Art der Medizinprodukte mit solchen Geräten oder Gerätesystemen und geeigneten validierten Verfahren so durchzuführen und im Hinblick auf die Art, Größe und Aufgabenstellung der Einrichtung so zu organisieren, dass der Erfolg dieser Verfahren nachvollziehbar gewährleistet ist und die Sicherheit und Gesundheit von Patienten, Anwendern oder Dritten nicht gefährdet wird.

(2) Reinigung, Desinfektion und Sterilisation von Medizinprodukten in oder für Einrichtungen des Gesundheitswesens haben insbesondere den in einer Verordnung gemäß § 94 festgelegten Anforderungen zu entsprechen.

§94 Der Bundesminister für Gesundheit und Konsumentenschutz hat unter Bedachtnahme auf die Art und Größe der Einrichtung des Gesundheitswesens und unter Berücksichtigung der einschlägigen harmonisierten Normen, sonstiger einschlägiger internationaler oder nationaler Normen im Hinblick auf die Gewährleistung des Schutzes der Sicherheit und Gesundheit von Patienten, Anwendern oder Dritten durch Verordnung besondere Bestimmungen zu erlassen hinsichtlich der Bundesrecht konsolidiert

1. zu verwendenden Geräte oder -systeme, ihrer Eigenschaften und ihrer Instandhaltung,

2. zu verwendenden Hilfsmittel,

3. zu verwendenden Verfahren,

4. Maßnahmen zur Validierung und Routinekontrolle,

5. Organisation der Sterilisation und Desinfektion,

6. Maßnahmen zum Qualitätsmanagement,

7. regelmäßigen Inspektionen und

8. einschlägigen Aus-, Fort- und Weiterbildung des Personals

<u>Strafbestimmungen (relevanter Auszug)</u>

§111 Wer

28. seinen Verpflichtungen zur Instandhaltung gemäß §85 nicht nachkommt,

29. die Prüfungen nicht gemäß den §§86 bis 88 oder einer Verordnung gemäß § 92 durchführt oder dafür Personen heranzieht, die nicht dem § 90 Abs. 1 entsprechen,

31. die gemäß § 91 erforderlichen Maßnahmen nicht setzt,

33. ein Medizinprodukt entgegen dem § 93 oder einer Verordnung gemäß § 94 reinigt, desinfiziert oder sterilisiert, macht sich, sofern die Tat nicht mit gerichtlicher Strafe bedroht ist, einer Verwaltungsübertretung schuldig und ist mit Geldstrafe bis zu 25 000 €, im Wiederholungsfalle bis zu 50 000 € zu bestrafen.

2.2. *Medizinproduktebetreiberverordnung*

<u>Einweisung</u>

§4 (1) Die Betreiberin/Der Betreiber hat sicherzustellen, dass jede mit der Handhabung eines Medizinproduktes befasste Person durch Medizinprodukteberaterinnen / Medizinprodukteberater gemäß §79 Medizinproduktegesetz oder Personen, die auf Grund ihrer Ausbildung, Kenntnisse und praktischen Erfahrungen für die Einweisung in die Handhabung dieser Medizinprodukte geeignet sind, eingewiesen wird. Die Einweisung kann auch durch ebenso geeignete Personen der Einrichtung des Gesundheitswesens erfolgen. Die Einweisungen in die sachgerechte Handhabung der betroffenen Medizinprodukte haben typenbezogen zu erfolgen. Eine Einweisung ist nicht erforderlich für jene Personen, bei denen auf Grund ihrer Ausbildung, ihrer sonstigen Kenntnisse oder auf Grund ihrer praktischen Erfahrungen davon ausgegangen werden kann, dass ihnen die in Abs. 3 genannten Informationen hinlänglich bekannt sind.

<u>Instandhaltung</u>

§5 (1) Die Instandhaltung ist unter Berücksichtigung der Herstellerangaben so vorzunehmen und im Hinblick auf die Art, Größe und Aufgabenstellung der Einrichtung des Gesundheitswesens so zu organisieren, dass die Sicherheit und Gesundheit von Patientinnen/Patienten, Anwenderinnen/Anwendern oder Dritten nicht gefährdet wird.

(2) Bei der Instandsetzung verwendete Ersatzteile und etwaige Hilfsmittel oder -stoffe müssen hinsichtlich ihrer Eignung und Auswahl sowie ihrer technischen Eigenschaften den Originalteilen und Originalhilfsmitteln oder -stoffen gleichwertig sein. Bei Verwendung von Originalersatzteilen gilt diese Anforderung als erfüllt

2.3. *Grundlegendes zur EN ISO 17664*

Diese Norm legt *Informationen* fest, die vom Hersteller zur Wiederaufbereitung von Medizinprodukten bereitgestellt werden müssen, wenn diese als resterilisierbar bezeichnet werden oder vom Aufbereiter sterilisiert werden müssen.

Diese Norm legt weiter *Anforderungen* an die vom Hersteller des Medizinprodukts bereitzustellende Informationen fest, die der sicheren Wiederaufbereitung und der Beibehaltung der geforderten <u>Leistungsfähigkeit des Medizinprodukts</u> dient.

Dies sind:

- Anweisungen zur Wiederaufbereitung
- Begrenzungen und Einschränkungen
- Vorbereitung am Gebrauchsort
- Vorbereitung vor der Reinigung
- Reinigung
- Desinfektion
- Trocknen
- Kontrolle, Wartung und Prüfung
- Verpackung
- Sterilisation
- Lagerung

3 Werkstoffauswahl und Konstruktionsauslegung

3.1. Geschichte

Seit Jahrtausenden werden Hilfsmittel zur Heilung von Menschen hergestellt und benutzt.

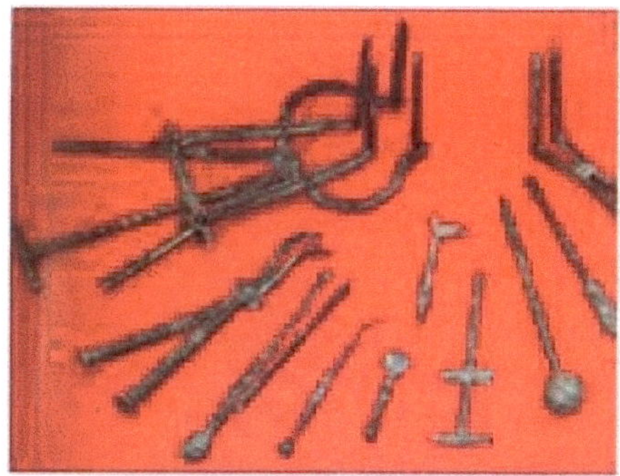

Bereits aus der *Steinzeit* sind chirurgische Eingriffe nachgewiesen, die von den Patienten überlebt wurden. Hier kamen meist Werkzeuge aus Knochen, Elfenbein, Stein und Obsidian (aus Lava) zum Einsatz. In *Ägypten* entwickelte sich das Wissen um Heilung weiter. Erste Instrumente u. a. aus einfachen Metallen und Stein waren in Verwendung. Die Heiler in *Griechenland* eigneten sich das Wissen aus dem alten Ägypten an und bauten es weiter aus – es entwickelte sich die klassische Chirurgie mit ihrem Begründer Hippokrates (460 bis 377 v. Chr.). Aus dieser Zeit sind rd. 200 verschiedene Bronzeinstrumente bekannt. Bronze war auch später im *Römischen Reich* noch das Material der Wahl. Die Weiterentwicklung fand hier vorwiegend auf den Kriegsschauplätzen statt. Dies lässt sich sowohl durch umfangreche Funde im „Haus des Chirurgen "in Pompeji, als auch aus einem Bingener (Deutschland) Arztgrab (100 Jahre n. Pompeji) belegen. Während der *Renaissance* wurden detaillierte Forschungen an Leichen betrieben und Leonardo Da Vinci (1452 bis 1519) erstellte hierdurch seine Anatomielehre. Viele teil sehr feine Instrumente aus Metall, Elfenbein, Holz und sonstigen Materialien wurden der Zeit entsprechend kunstvoll hergestellt.

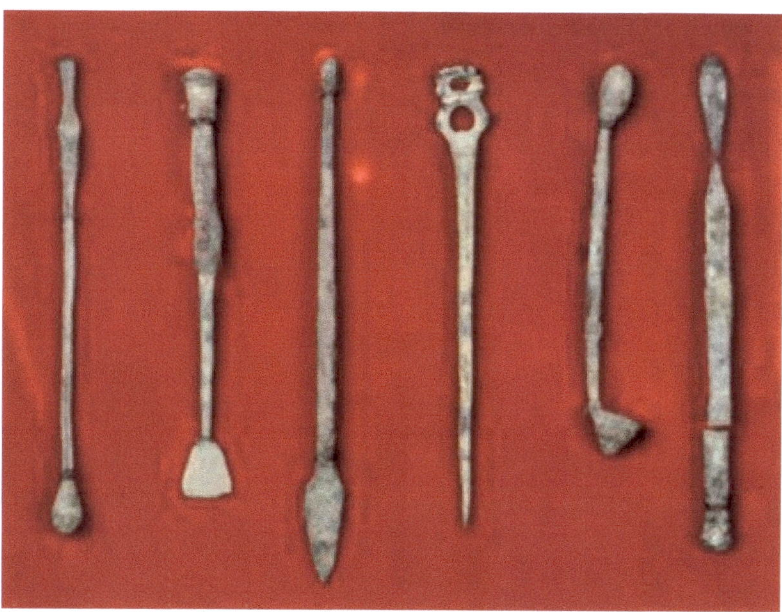

Jedoch waren Hygiene und die Folgen mangelnder Sauberkeit lange Zeit unbekannt bzw. unerforscht. Bis im Jahre 1867 Sir Joseph Lister mit Einführung der Asepsis (= Keimfreiheit) ein neues Licht auf die Medizin warf. Mit der Forderung nach Desinfektions- und Sterilisationsmöglichkeit rückten die Ganzmetallprodukte wieder in den Vordergrund. Andere Materialien konnten die Ansprüche aufgrund ihrer Porosität nicht erfüllten. Im *19. Jahrhundert* trieben wieder einmal Kriege die Verfeinerung und Weiterentwicklung der medizinischen Produkte voran. Die ersten Sterilisationsapparate hielten Einzug in die Chirurgie. Ende des 19. Jahrhunderts entdeckte Robert Hadfield die Korrosionsbeständigkeit durch Zusatz von Chrom (min. 12 %) in den Edelstählen. Seit Beginn des 20. Jahrhundert schreitet die Medizin und damit auch die Herstellung von immer hochtechnisierten medizinischen Produkten in großen Schritten voran.

Es gibt Heute eine große Auswahl an diversen Stählen für wiederaufbereitbare MP. Sie unterscheiden sich in der Zusammensetzung ihrer Hauptbestandteile: Kohlenstoff, Chrom, Nickel, Molybdän, Vanadium, etc.

Früher wurden die Instrumente von Messerschmieden hergestellt. Im Laufe der Zeit wurden diese Produkte immer graziler. Feinmechaniker übernahmen den Teil der Fertigung, den die Messerschmiede nicht mehr erledigen konnten. Aus den beiden Berufen Messerschmied und Feinmechaniker entstand 1939 schließlich der 3 ½ jährige Lehrberuf des <u>Chirurgie-Mechanikers.</u>

3.2. Grundvoraussetzung: Qualitätsmanagement von Anfang an

Die Herstellung eines Qualitätsproduktes erfordert generell eine strukturierte und gesteuerte Vorgehensweise um einen gleichbleibenden Output zu gewährleisten.

Dazu gehören:

- hochwertige Werkstoffe
- eine prozesssichere Fertigung
- gezielte Qualitätsprüfungen

Um den Wert der Medizinprodukte (Qualitätsprodukte) in Folge möglichst lange zu erhalten, bedarf es eines strukturierten Managements bei der Aufbereitung und im Erhalt dieser Produkte. Basis hierfür sind dann eine schonende Aufbereitung, ein bestimmungsgemäßer Einsatz und eine regelmäßige Pflege und Kontrolle der MP.

3.3. Eingangskontrolle bei Stählen

Bei einem hochwertig produzierenden Hersteller werden folgende Merkmale der Stähle kontrolliert:

- Form und Abmessungen
- Chemische Zusammensetzung (z.B. Kohlenstoff, Chrom, etc.)
- Gefügezustand (Korngröße, Reinheitsgrad, Gleichmäßigkeit)
- Mechanische Eigenschaften (Zähigkeit und Härte)
- Schmiedbarkeit, Härtbarkeit
- Korrosionsbeständigkeit
- Oberflächenqualität (Risse, Poren)

3.4. Legierungsbestandteile

Derzeit werden folgende Legierungsbestandteile verwendet:

Chrom	Korrosionsbeständigkeit
Kohlenstoff	Härtebildner
Molybdän	Korrosionsbeständigkeit geg. Säuren + chloridhaltigen Medien
Nickel	Austenitbildner (Korrosionsschutz)
Stickstoff	erhöht Festigkeitseigenschaften
Kupfer	Verbesserung des Kaltstauchverfahrens

Mangan	Gefügestabilisierung bei Umformungsbeanspruchung
Silizium	verbessert die Zunderbeständigkeit
Schwefel	Verbesserung der Zerspanbarkeit
Titan	schützt gegen interkristalline Korrosion
Niob	schützt gegen interkristalline Korrosion
Vanadium	erhöht die Warmfestigkeit

3.5. Klassifizierung von "Nicht-rostendem-Stahl"

Der Einsatz nachfolgender Klassen erfolgt nach mechanischer Beanspruchung

Ferritischer Stahl

- bedingt härtebar
- nur eingeschränkte Verwendung bei Instrumentenherstellung
- Verwendung für Schrauben, Muttern, Führungsstifte

Martensitischer Stahl

- Härtebar
- Formgebung bei chir. Instrumenten durch Schmieden

Austenitischer Stahl

- nicht härtebar (geringer Kohlenstoffgehalt)
- antimagnetisch (Nickelanteil)
- rost- & säurebeständig durch Kombination von Chrom und Nickel
- hohe Verfestigung durch Kaltverformung

3.6. Chemische Stahlzusammensetzung nach DIN 58298

Werkstoff-nummer	Kurzname	Anwendung			
		Chirurgische Instrumente	Zubehör	Dentalinstrumente	Inplantierinstrumente
Ferritische Stähle					
1.4104	X12CrMoS17		Griffe, Führungsstifte, Schrauben, Muttern		
Martensitische Stähle					
1.4021	X20Cr13	Pinzetten, Zangen, Conchotome, Wundhaken, Sonden, Meißel, Küretten, scharfe Löffel	Federn, Griffe, Schrauben, Muttern	Sonden, Zangen, Wurzelheber verschiedene Zangen	Ausschlaginstrumente, Bohrer und Ausstattung
1.4024	X15Cr13	Pinzetten, verschiedene Zangen, Wundhaken und Sonden	Griffe, Hohlhefte, Führungsstile, Schrauben, Muttern	verschiedene Zangen	
1.4027	GX20Cr14			Sonden	Ausschlaginstrumente, Bohrer und Aufreiber
1.4034	X46Cr13	Scheren, verschiedene Zangen, Conchotome, Skalpelle u. Messer, Meißel, Küretten, scharfe Löffel		Sonden, Zahnreiniger, Wurzelheber, verschiedene Zangen	Bohrer und Aufreiber, Bohrkopf für Markraumbohrungen
1.4116	X45CrMoV15	wie oben		Sonden, Wurzelheber	
1.4117	X38CrMoV15	wie oben		Sonden, Wurzelheber, verschiedene Zangen	
1.4120	GX20CrMo13	Meißel, Küretten			
Austenitische Stähle					
1.4301	X5CrNi18 9	Pinzetten, Scheren, versch. Zangen, Wundhaken, Sonden	Hohlhefte Führungsstifte	Sonden	
1.4305	X12CrNiS18 8	Sonden, Meißel, Küretten, scharfe Löffel	Griffe, Führungsstifte, Schrauben, Muttern		
1.4310	X12CrNi17 7		Federn		
1.4401	X5CrNiMo18 10	Pinzetten, Scheren			Bohrer und Nageliehre, Bohrdrähte, Führungsspieße, Einschlaginstrumente
1.4429	X2CrNiMoN18 13				Bohrdrähte, Führungsspieße, verschiedene Implantate

3.7. Notwendige Materialeigenschaften

Biokompatibilität EN ISO 10993-1 bzw. USP Class	Kontaktart, Kontaktdauer bei bestimmungsgemäßer Anwendung > Biologischer Effekt 1, z.B. Zytotoxizität
Verarbeitungseigenschaften	Spritzguss, Extrusion, mechanisch aus Halbzeug, schmiedbar, walzbar, härtbar
Mechanische Eigenschaften	Zugfestigkeit, Steifigkeit (E-Modul), Zähigkeit, Schlagzähigkeit, …
Thermische Eigenschaften	Wärmeleitfähigkeit, Wärmeform-, Temperaturbeständigkeit,
Chemische Eigenschaften	Hydrolyse-, Chemikalien-, Gasbeständigkeit bei der Aufbereitung (RDG), Spannungsriss-Empfindlichkeit
Elektrische Eigenschaften	Isolationsfähigkeit, Durchschlagsfestigkeit, Oberflächenwiderstand,
Optische Eigenschaften	Farben, Transparenz, Reflexion, …
Diagnostische Eigenschaften	Röntgentransparenz
UV-Beständigkeitseigenschaften	

3.8. Produktvielfalt / Materialien (Stähle bis Kunststoffe)

Durch die Vielfalt an verschieden Produkten und deren Einsatzgebiete wie z.B.

- chirurgische Instrumente
- minimalinvasive Instrumente
- Implantate-Systeme
- Motorensysteme
- HF-Systeme
- Lagerungsanforderungen
- Verpackungen für Medizinprodukte

werden viele verschiedene Materialien – teilweise in Kombination - für den Bau von chirurgischen Instrumenten verwendet.

Gerade diese Kombination diverser Materialien stellt eine Herausforderung für die Konstrukteure dar. Einerseits muss die Verbindung stabil, elastisch und möglichst spaltfrei sein, andererseits sind hohe Anforderungen durch die Aufbereitung gegeben. Hier werden die Schweiß-, Niet-, Press- oder Klebestellen einer permanenten, enormen chemischen und thermischen Belastung ausgesetzt. Da diese Übergänge aufgrund der Belastungen nie dauerhaft hergestellt werden können, liegt es am Aufbereiter durch permanente Kontrollen für eine rechtzeitige Entnahme aus dem Kreislauf zu sorgen.

3.9. Materialien

Stahl-Eisen-Werkstoffe	
Unlegierte Stähle	Werkzeuge - z.B. Einmal-Skalpellklingen, Sägeblätter
Niedrig legierte Stähle (<5%)	Werkzeuge, Gerätekomponenten, Dentalbohrer
Hoch legierte Stähle (>5%)	chir. Instrumente, Stahlcontainer, Werkzeuge (Chrom-Anteil min. 12 % = rostbeständig)
Hartmetalle	
Vakuum Guss-Stellit	Instrumente Teilkomponenten - z.B. bei Scheren & Seitenschneider
Sintermetall	Instrumente Teilkomponenten - z.B. bei Nadelhalter & Pinzetten
Nicht-Eisen-Metalle	
Leichtmetalle (Alu, Titanlegierungen)	Instrumente - z.B. temp. Aneurysmaclip & -zange, Motorgehäuse Container
Buntmetalle (z.B. Kupferlegierungen)	Instrumente. & Geräte Teilkomponenten - z.B. Hohlhefte, Spülanschlüsse
Edelmetalle (z.B. Silber)	Instrumente - z.B. Sonden, Trachealkanülen
Sonderlegierungen	
Kobalt-Basis (Phynox)	Instrumente. Teilkomponenten z.B. temp. Aneurysmaclip & -zange Sonden Sägeblätter
Nickel-Basis (Monel)	MIC Teilkomponenten - z.B. Rohrschäfte
Kunststoffe	
Duroplast	
Baumwollverstärktes Phenolharz	Instrumente Teilkomponenten - z B Handgriffe von Meißel Hämmer
Elastomer & Silikonkautschuk	
	Teilekomponenten für Instrumente, Geräte und Container, Lagerungen - z.B. Griffe, Dichtungen, Noppenmatten

Thermoplast	
PPS - Polyphenylensulfid (GF-verstärkt)	Dental-Instrumente
POM - Polyoximethylen	Implantate-Sets
PPSU - Polyphenylensulfon	Container
PEEK - Polyetheretherketon	Instrumente. Teilkomponenten - z.B. Instrumente. & MIC-Handgriffe, Rohrschäfte, Isolierkappen
PTFE – Polytetraflourethylen	Instrumente. Isolationsbeschichtungen gegen Elektrizität
Glas- & Kohlefaser	
	z.B. Produkte zur Röntgendurchlässigkeit, Gewichtsreduktion
Keramik	
Aluminium-Zirkon-Oxid	Instrumente. Isolationsbeschichtungen geg. Hitze und / oder Elektrizität (Teilkomponenten - z.B. bipolare. Hakenelektroden / -scheren)
Sonstige	

Diamant	Instrumente. Teilkomponente - z.B. Augenmesser
Glas / Glasfasern	Instrumente. Teilkomponente - z.B. Optik-Linsen, Lichtleitkabel
Beschichtungsmaterial	
PVD-CVD Physical- /Chemical-Vapour-Diposition (z B Titan Aluminium Nitrid)	Instrumentenbeschichtungen (Blendreduktion) - z.B. Knochenstanzen, Scheren

3.10. Produktion nach Normen bzw. Internen Standards

Normen sind i.d.R. Empfehlungen und sollen die „anerkannten Regeln" und möglichst den „Stand der Technik" darstellen. Sie bilden einen Rahmen, in welchem sich Hersteller bzgl. Werkstoffe, Maße und Ausführungen bewegen können. Damit kann eine – für den Käufer / Nutzer - Vergleichbarkeit zum Mitbewerber hergestellt werden.

Interne Standards eines Herstellers definieren eigene Richtlinien zu vorstehend genannten Punkten. Sie können aber auch offizielle Normen in ihrer Auslegung (Rahmen) weiter einschränken und somit weit geringere Toleranzen zulassen.

Was dies für Medizinprodukte bedeuten kann, sollen nachfolgende Beispiele verdeutlichen:

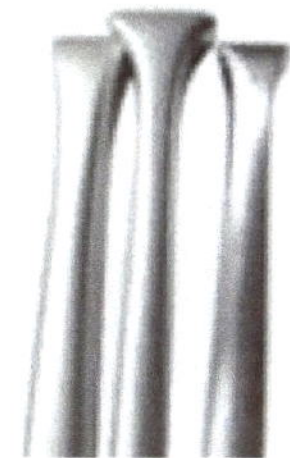 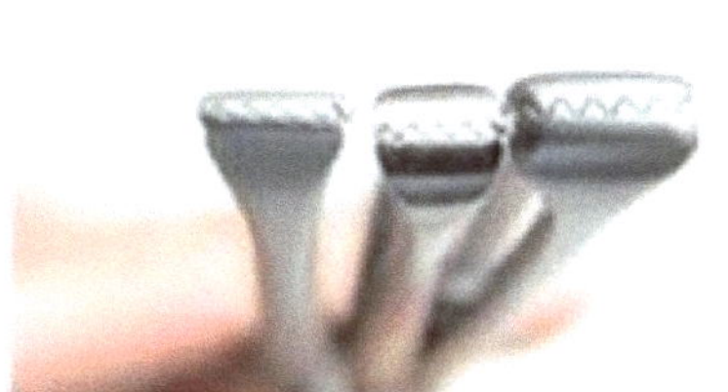 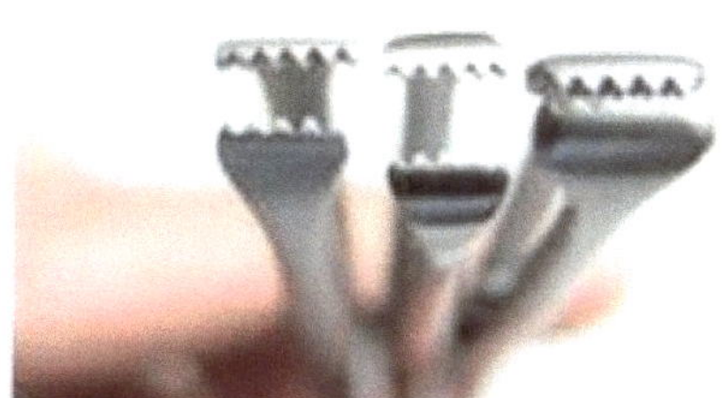

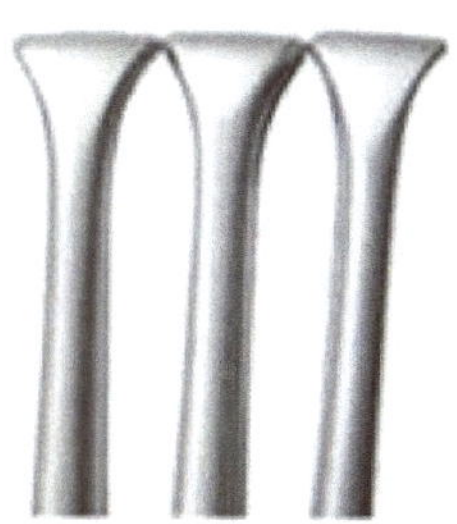 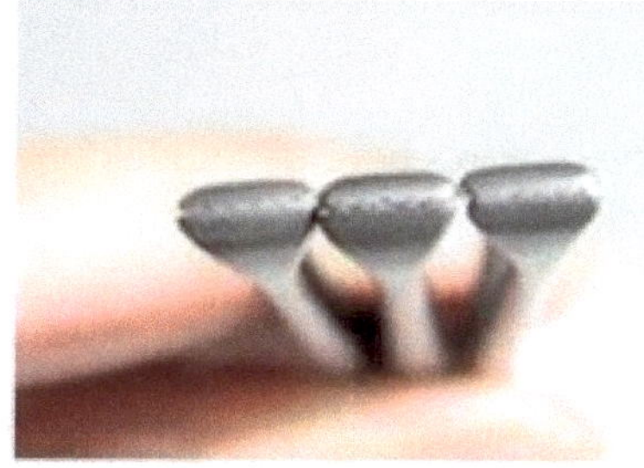 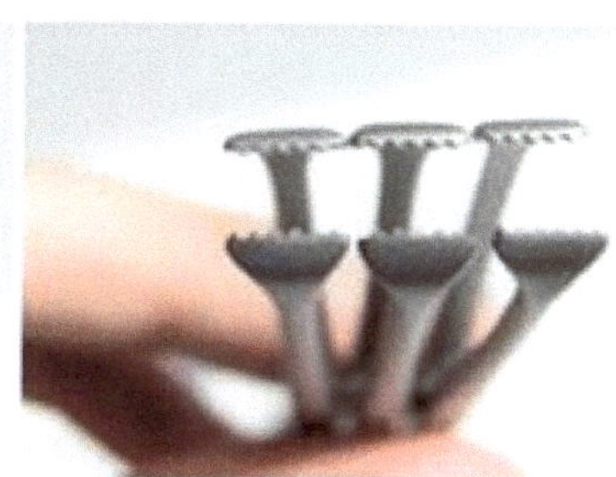

3.11. Wärmebehandlung

Durch die Wärmebehandlung werden bei einer Vielzahl von Instrumentenstählen die wesentlichen Gebrauchseigenschaften eingestellt.

Insbesondere die mechanischen Eigenschaften, wie Härte und Zähigkeit, sowie die Korrosionsbeständigkeit werden maßgeblich von der richtigen Wärmebehandlung beeinflusst.

- Schmieden 750°C – 1050°C

- Weichglühen 790°C

- Härten 1020°C – 1070°C

Werden die Wärmebehandlungsprozesszeiten (Aufwärmen, Haltezeit, Abkühlzeit) nicht eingehalten kann dies zu erhöhter Bruchgefahr und / oder einem Korrosionsrisiko durch Gefügeschädigung kommen.

3.12. Oberflächenbearbeitung

Die Oberflächenbearbeitung bestimmt im Wesentlichen

- das optische Erscheinungsbild

- das Reflektionsverhalten

- die Reinigbarkeit

- das Korrosionsverhalten

- die Empfindlichkeit gegen mechanische Einflüsse

- die Verfärbungsneigung (z.B. Dampfsilikate)

Die Oberflächenbeschaffenheit stellt daher immer einen Kompromiss dar!

Zur Beeinflussung des Reflektionsverhaltens bei Stahlprodukten wird zwischen 2 Verfahren unterschieden:

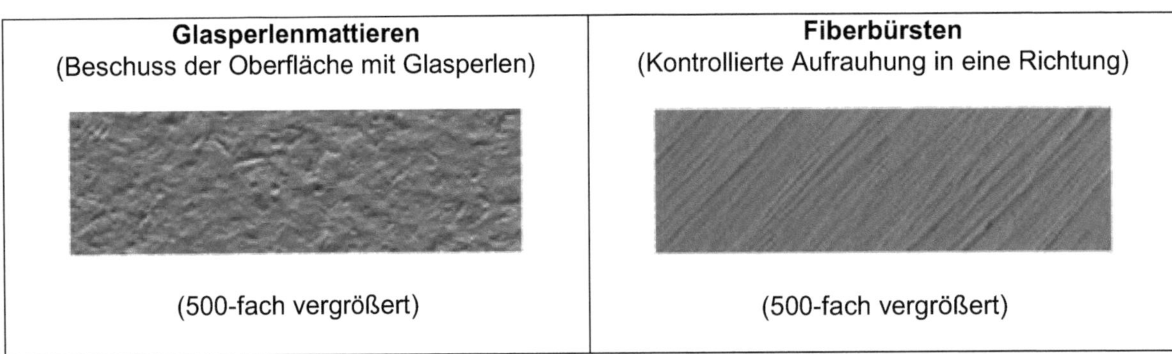

Glasperlenmattieren (Beschuss der Oberfläche mit Glasperlen)	**Fiberbürsten** (Kontrollierte Aufrauhung in eine Richtung)
(500-fach vergrößert)	(500-fach vergrößert)

3.13. Instrumentenbeschriftung & -markierung

Beschriftungsverfahren der Hersteller und Reparateure

Zur Beschriftung der Stahlprodukte sind 2 Verfahren gängig. Jedoch wird herstellerseitig seit einigen Jahren das Laserbeschriften bevorzugt, da es individuellere Möglichkeiten zulässt. So können neben Logos auch maschinenlesbare Codes (z.B. Datamatrix) aufgebacht werden.

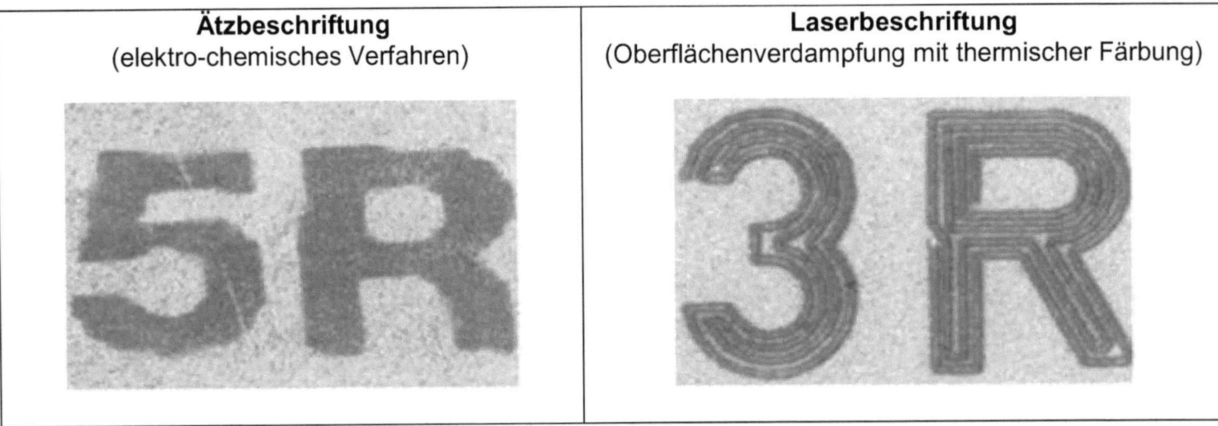

Ätzbeschriftung (elektro-chemisches Verfahren)	**Laserbeschriftung** (Oberflächenverdampfung mit thermischer Färbung)

Artikelbeschriftung in Eigenregie

Im Laufe der Zeit lässt die Intensität der vom Hersteller / Reparateur aufgebrachten
Instrumentenbeschriftung nach. Diese ist in einem IT-gestützten und reproduzierbaren
Aufbereitungsprozess zur Identifizierbarkeit unabdingbar. Folgende Möglichkeiten mit Vor- und
Nachteilen stehen zur Verfügung:

Beschriftungsverfahren	Vorteil	Nachteil
Gravieren (mechanischer Abtrag mittels kleinem Fräser)	• kleiner Aufwand • nicht in AEMP machbar • elektronisches Handfräsgerät leistbar • recht dauerhaft lesbar, da Schrift in den Stahl gefräst wird	• Unterbrechung der Passivschicht damit höchst Korrosionsanfällig • Entfernung aller Metallspäne unabdingbar • teils schwer reinigbare Stellen • Lesbarkeit (je nach Können des Gravierers) • Veränderung am Medizinprodukt, damit Verlust der Herstellergarantie und rechtlich kritisch **Ist in AEMP-Fachkreisen verpöhnt!**
Ätzverfahren (elektrochemisches Verfahren)	• mittlerer Aufwand • in AEMP machbar • Beschriftungsgerät leistbar • Verfahren entspricht Herstellerqualität • Fehlerunanfällig • keine Gefahr fürKorrosionsbildung	• bei funktionierendem <u>werterhaltenden</u> Reparaturmanagement nicht erforderlich
Laserbeschriftung (Oberflächenverdampfung mit thermischer Färbung)	• in AEMP machbar • Verfahren entspricht Herstellerqualität	• hoher Aufwand • Laser ist sehr teuer • Fehleranfällig (Lasereinstellwerte) • Unterbrechung der Passivschicht damit höchst Korrosionsanfällig bei falscher Behandlung • ggf. Verlust der Herstellergarantie

Farbmarkierung

Zur Kennzeichnung von Instrumenten, welche sich aus der Maße an Metallinstrumenten herausheben
soll besteht, sofern diese nicht anderweitig organisatorisch gelöst werden kann, die Möglichkeit
diese mit farbigen Kunststoffbändern zu bekleben.

Vorteil: Farben können z.B. bestimmten Fachgebieten zugeordnet werden, oder dienen schnellerem
Auffinden zwischen unmarkierten Produkten.

Nachteil: Diese Bänder sind <u>Einmal-Produkte</u> – einmal bezogen auf den Aufbereitungszyklus – da
die Klebeschicht nicht für dauerhafte chemische und thermische Einflüsse der Aufbereitung
ausgelegt sind.
- Bei mehrfacher Aufbereitung löst sich die Klebeschicht an den Rändern langsam auf und es
entstehen schwer zu reinigende Stellen – <u>Hygienerisiko!</u>
- Eingedrungene Flüssigkeitsreste (organisch / chemisch) können zu gefährlichen
<u>Korrosionen</u> führen!
- Der Kunststoff wird im Laufe der Zeit porös und zerfällt – Hygienerisiko!

3.14. Schutzschicht (Passivschicht)

Fabrikneue **Chromstahlprodukte** werden bei qualitativ hochwertig arbeitenden Herstellern passiviert. D. h. sie werden einer chemischen Behandlung zum beschleunigten Aufbau einer Korrosionsschutzschicht unterzogen. Herstellerseitig kann das jedoch nur der Start für diesen Prozess sein. Erst durch die immer wiederkehrende Aufbereitung mit gängiger RDG-Chemie, in welcher diese oxidierungsanregenden Stoffe enthalten sind, entwickelt sich die Schutzschicht und erhöht dadurch letztlich die Korrosionsbeständigkeit.

Eine derartige Oxidschichtbildung erfolgt ausschließlich bei Stählen mit 12%igem Chromanteil in der Legierung. Einige Metalle wie Aluminium oder Titan bilden auch ohne anregende Chemie selbst Oxidschichten aus.

Schematische Darstellung des chemischen Oxidierungs- bzw. Passivierungsvorganges:

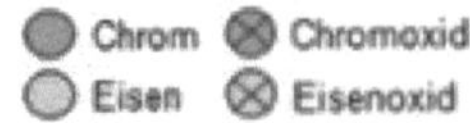

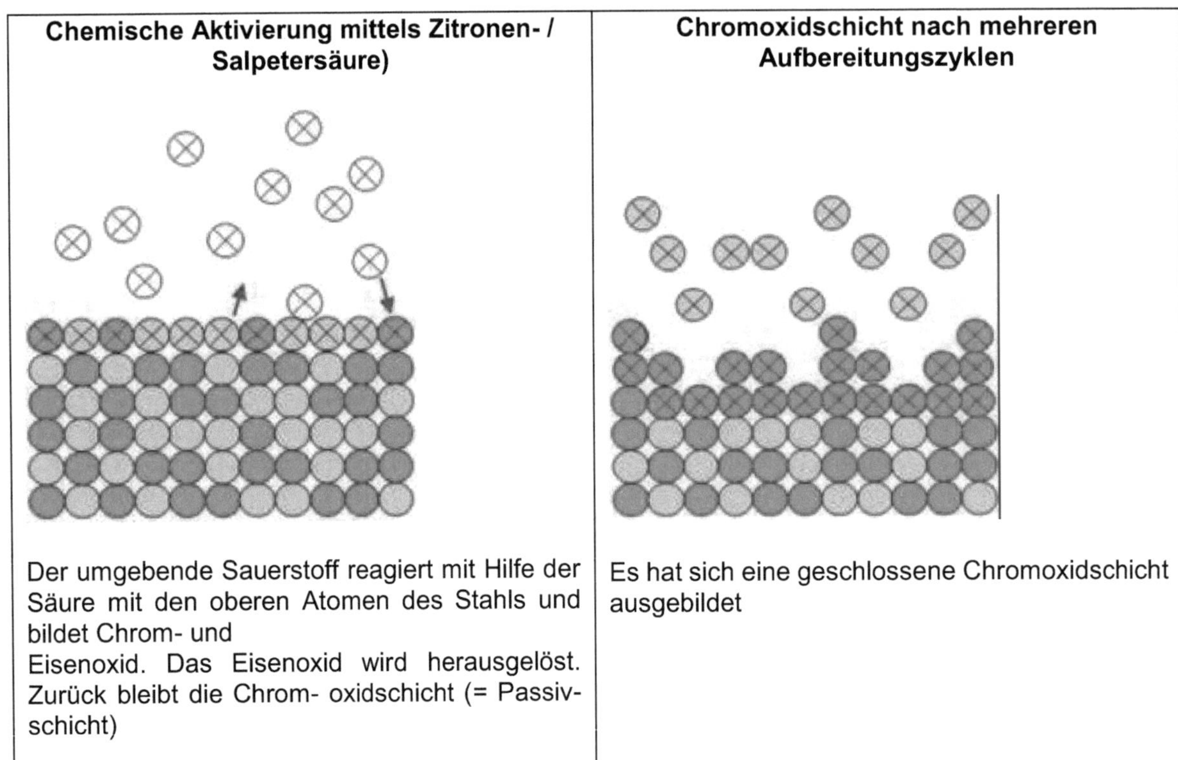

Chemische Aktivierung mittels Zitronen- / Salpetersäure)	Chromoxidschicht nach mehreren Aufbereitungszyklen
Der umgebende Sauerstoff reagiert mit Hilfe der Säure mit den oberen Atomen des Stahls und bildet Chrom- und Eisenoxid. Das Eisenoxid wird herausgelöst. Zurück bleibt die Chrom- oxidschicht (= Passiv-schicht)	Es hat sich eine geschlossene Chromoxidschicht ausgebildet

3.15. Funktionsprüfung (Hersteller)

Für die Funktionsprüfung durch den Hersteller vor Auslieferung der Produkte gibt es genormte Prüfungen und Prüfmaterialien. Diese Prüfungen werden teils bei jedem einzelnen Produkt durchgeführt z.B. Präparierscheren, oder nur stichprobenartig, bei Produktionschargen wie beispielsweise anatomischen Standardklemmen.

3.16. Produktionsschritte eines Medizinproduktes

Auch wenn viele Medizinprodukte bereits maschinell oder teilmaschinell produziert werden können, so ist die Herstellung von vielen klassischen Artikel immer noch mit mehr oder weniger manueller Arbeit verbunden. Diese Arbeiten erfordern Geschick und Können des ausgebildeten Chirurgiemechanikers.

Beispielhaft an einer Klemme sollen nachstehend die 15 Herstellungsschritte aufgezeigt werden.

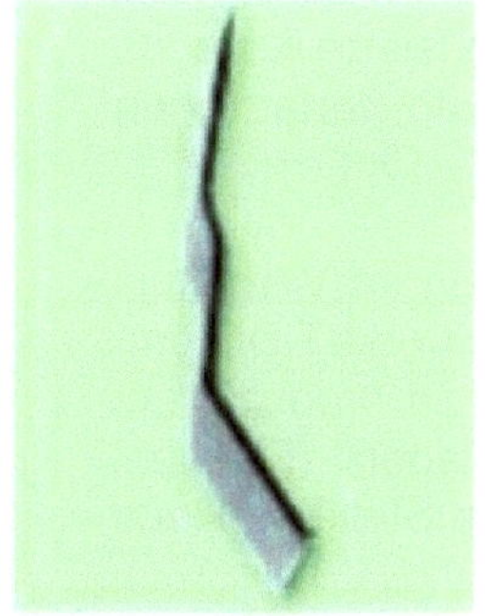

Rohteil aus Bandstahl schneiden

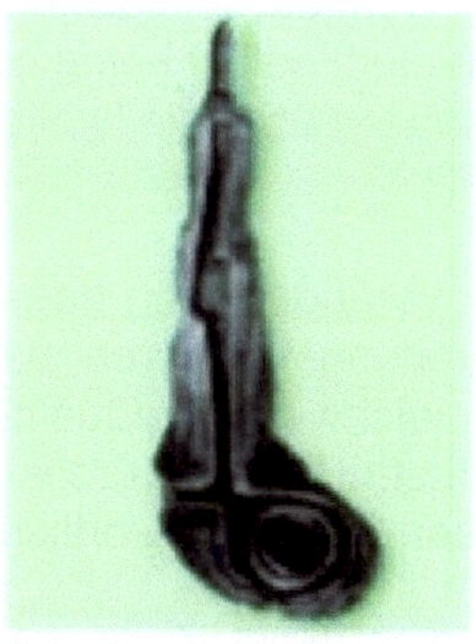

Rohteil nach dem Schmieden

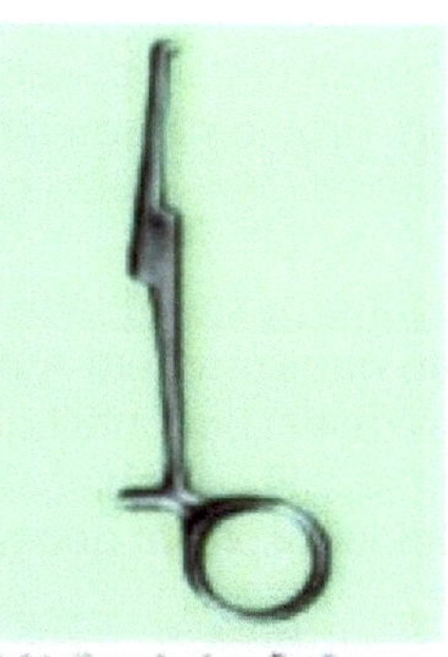

Rohteil nach dem Entfernen überstehenden Materials aus dem Schmiedeprozess

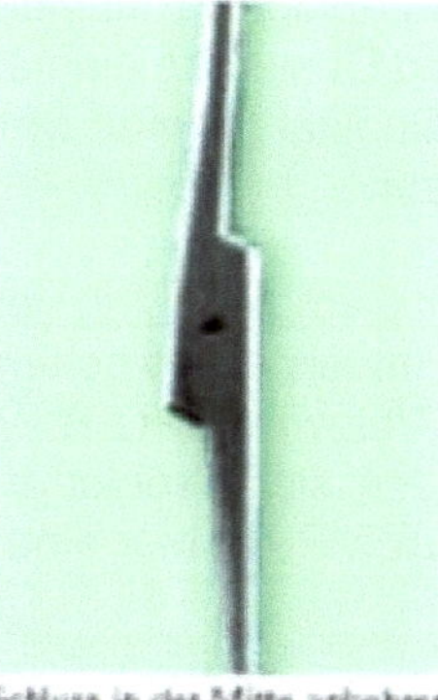

Schluss in der Mitte anbohren

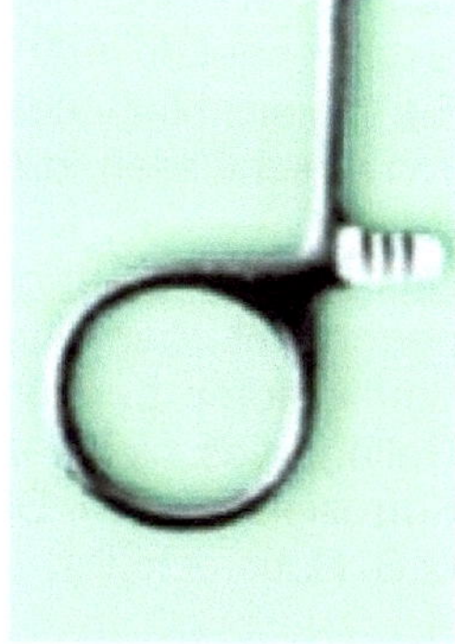

Sperre fräsen

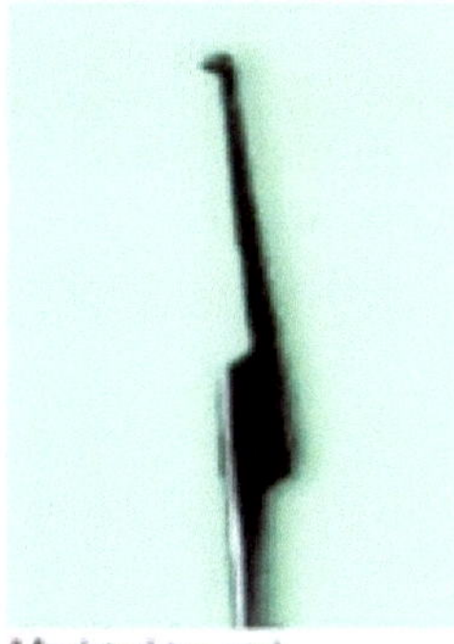

Maulstruktur und Zähne fräsen

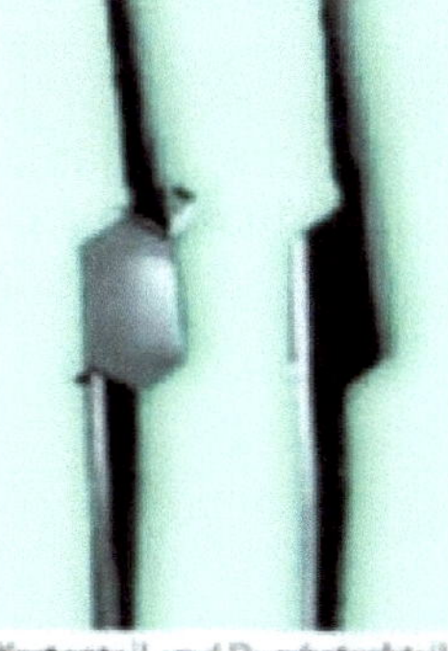

Kastenteil und Durchsteckteil fräsen

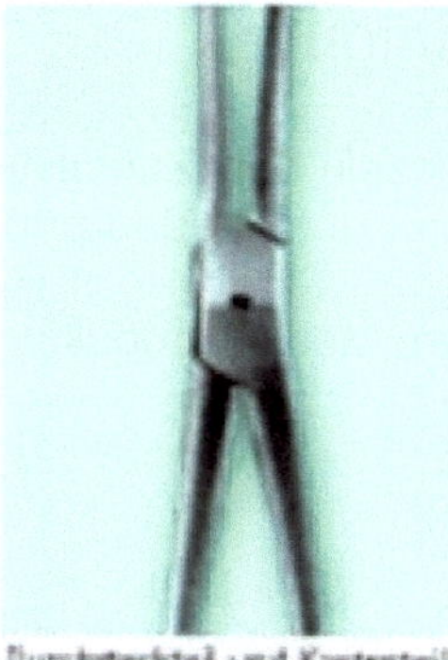

Durchsteckteil und Kastenteil zusammenfügen

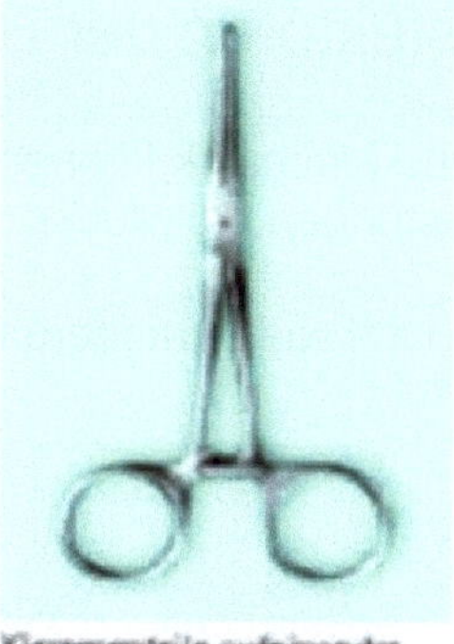

Klemmenteile aufeinander aurichten, Maul und Sperre justieren

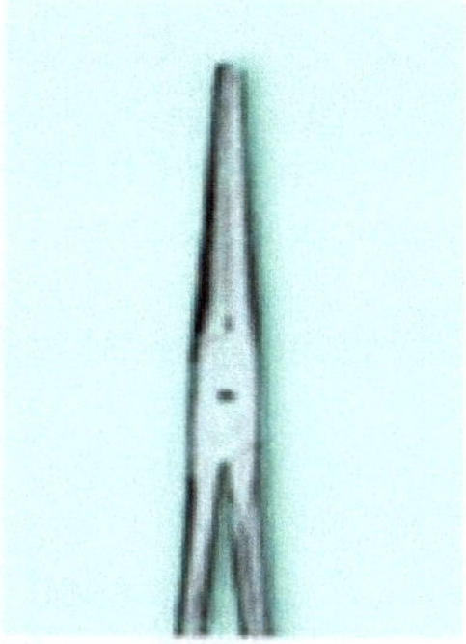

Maul und Schluss in Form schleifen

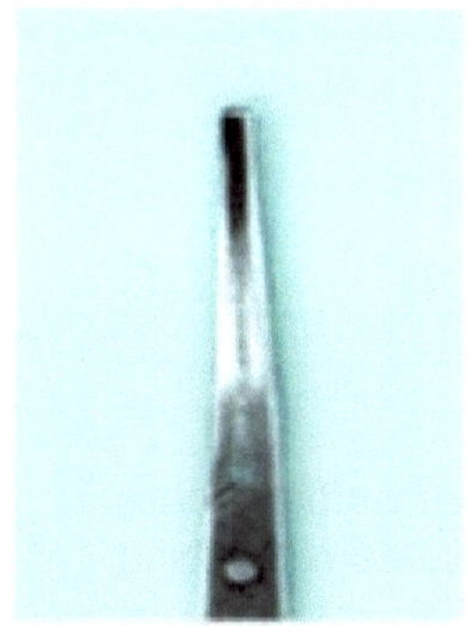

Maul biegen

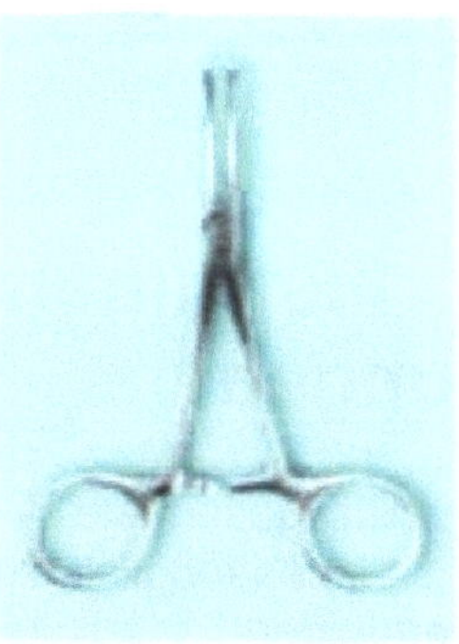

Klemme härten

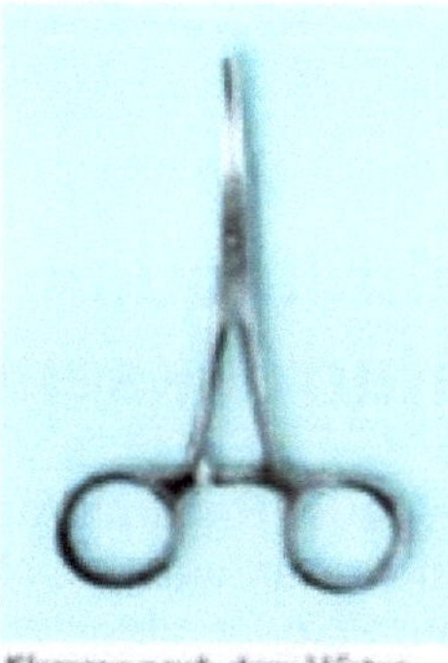

Klemme nach dem Härten justieren

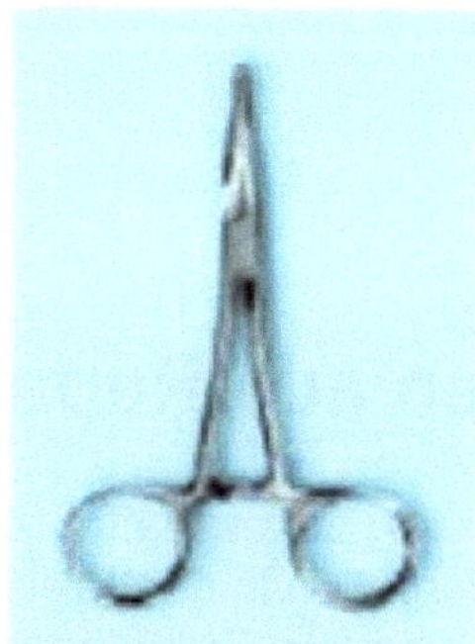

Oberflächenbehandlung: Klemme feinschleifen, polieren, mattieren

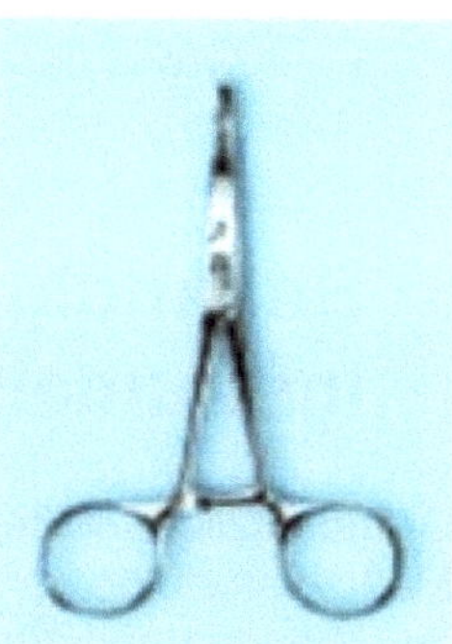

Klemme beschriften, ölen und verpacken

4 Medien zur Aufbereitung

4.1.   Wasser und Prozesschemikalien

Die Qualität des Aufbereitungsprozesses hängt entscheidend von der Wasserqualität und der verwendeten Chemie ab. Die heute gängigen Reinigungs- bzw. Desinfektionschemien spielen – sofern sie auf die Gegebenheiten in Art und Dosierung einmal abgestimmt sind – als Medium selbst keine priorisierte Rolle, da Sie in gleichbleibender Qualität geliefert werden. Probleme treten hier meist über die Dosierung, vertauschen von Anschlüssen, o.Ä. auf.

Das von der Stadt oder Gemeinde zur Verfügung gestellte Wasser verändert sich dagegen im Verhältnis permanent. Hier gilt es, mittels entsprechenden hausinternem Aufbereitungsverfahren, das für die RDG und Sterilisatoren benötige Nutzwasser (z.B. VE-Wasser) ebenfalls in gleichwertiger Qualität zu produzieren. Gelingt dies nicht, werden sich Probleme i. d. R. bis auf die Instrumente „durchschlagen" (Flecken, Korrosionen, etc.). Die AEMP hat hier eine Meldungspflicht gegenüber der verantwortlichen Stelle im Haus (z.B. Haustechnik).

4.2.   Einflussfaktoren der Reinigung

Temperatur, Chemie und Mechanik können einzeln oder kumulativ in zeitlicher Abhängigkeit zu mehr oder weniger kritischen Belastungen bei wiederverwendbaren Medizinprodukten führen (Sinner´scher Kreis).

Mögliche Auswirkungen auf wiederaufbereitbare Medizinprodukte:

- Bruch

- Verblassen

- Beläge

- Verfärbungen

- Korrosionen

5 Behandlung von fabrikneuen Instrumenten und Instrumenten aus Reparaturrücksendungen

Grundsätzlich sollten neu angeschaffte bzw. aus Reparaturen zurückgesendete wiederaufbereitbare Medizinprodukte vor Integration in den Kreislauf geprüft werden. Nur so ist es möglich Probleme rechtzeitig zu erkennen und durch sinnvolle Erstbehandlung Folgeschäden zu vermeiden.

Deshalb sind folgende Punkte zu berücksichtigen:

- vollständige Entfernung von Verpackung, Schutzkappen und Schutzfolien
- Kontrolle auf evtl. Transportschäden
- Reinigung vor der ersten Sterilisation (manuell / maschinell) – Herstellerangaben gem. EN ISO 17664 beachten
- keine Aufbewahrung in feuchten Schränken, oder in denen Chemikalien lagern, die korrosiv wirkende Dämpfe abgeben

6 Prüfung und Pflege von Instrumenten im Prozess

6.1. Allgemeines

Medizinprodukte <u>müssen</u> in einem einwandfreien

- hygienischen Sauberkeits- und Desinfektionszustand und

- (bei Notwendigkeit) Sterilisationszustand und

- Funktionszustand

zur Anwendung kommen. Es gelten die Notwendigkeiten aus den gesetzlichen und teils normativen Vorgaben (Siehe Punkt 4 dieses Dokumentes).

Arbeitsplatzausstattung für die Pflege und Funktionsprüfung

- ausreichende Lichtquelle (generelle Arbeitsplatzbeleuchtung – nicht Raumbeleuchtung)

- (beleuchtete) Vergrößerungsglas – z.B. Lupenlampe

- Hilfsmittel zur Funktionskontrolle nach Herstellerangaben

- Pflegeprodukte für Standard- und Spezialartikel (gem. Herstellerangaben)

- Geeignete flusenfreie Tücher bzw. Kompressen zum Abwischen überschüssiger Pflegeprodukte

Grundvoraussetzung der Produkte zur Prüfung und Pflege

Eine ausreichende Sauberkeit ist essentielle Voraussetzung für den Desinfektions- und Sterilisationserfolg. Die Produkte müssen einzeln visuell überprüft werden und makroskopisch sauber sein, d.h. frei von sichtbaren Rückständen. Kritische Bereiche wie Griffstrukturen, Sperren, Gelenke oder Maulriefungen benötigen besonders sorgfältige Kontrollen.

Um dieses Ziel zu erreichen ist es unerlässlich jedes einzelne wiederaufbereitbare Medizinprodukt – komplett (z.B. von den Ringen bis zum Maul) - genauestens zu prüfen. Hierbei sind nachfolgende Schritte (Reihenfolge beachten!) unbedingt einzuhalten.

6.2. Visuelle Kontrolle

Hierbei handelt es sich um die mehrstufige Sichtkontrolle nach der manuellen / maschinellen Reinigung & Desinfektion. Dazu muss im QM-Handbuch die jeweils weitere qualitätssichernde Vorgehensweise, v. a. bei Auffälligkeiten beschrieben sein.

Ein Öffnen und Schließen der Produkte sollte zu diesem Zeitpunkt noch nicht erfolgen, da es aufgrund der ggf. thermischen Ausdehnung des Materials und der fehlenden Schmierung zu dauerhaften Beschädigung z.B. im Gelenk kommen kann.

6.2.1. Visuelle Kontrolle auf Sauberkeit (frei von sichtbaren Rückständen)

- Makroskopisch oder mit Lupe

- Frei von Blut- / Eiweißrückständen sowie sonstigen Verschmutzungen

- Kritische Prüfung von

- Riefen- Zahnungen
- Gelenken
- Lumina (auf Durchgängigkeit prüfen)

Beachte: Angetrocknete Flüssigkeiten, Gewebereste, Knochensplitter oder sonstige Schmutzreste können trotz manueller oder maschineller Reinigung in Rillen oder Maulteilen verbleiben.

Restverschmutzungen an Instrumenten werden bei der Sterilisation fixiert. Eine Entfernung ist dann nur mit unverhältnismäßigem Aufwand möglich. Rückstände beeinträchtigen den Zutritt des Sterilisationsmediums (z.B. Dampf) an die Oberfläche des Produktes. Folge: Der Artikel ist nicht steril!

Nachreinigung

Sollten am Packplatz Schmutzreste an oder in Medizinprodukten erkannt werden, muss die Nachreinigung (Reinigung und Desinfektion) ausschließlich auf der „Unreinen Seite" der AEMP erfolgen!

Schutz vor Rekontamination anderer Produkte und sich selbst!

Um Beschädigungen und Folgeschädigungen durch Metallabrieb zu vermeiden dürfen keine Metallbürsten oder Schwämme mit metallabtragender Eigenschaft verwendet werden.

Blut- / Eiweiß	*3%ige Wasserstoffperoxyd-Lösung (anschließend reguläre Reinigungs- und Desinfektionsschritte mit / ohne Ultraschall)*
Haut- / Knochen	*Erneute reguläre Reinigungs- und Desinfektionsschritte mit / ohne Ultraschall*
Fette	*Alkohol*
Klebstoffe / Silikon	*Wundbenzin*
Knochenzement	*Je nach Produkt :- Schälchen & Bohrer entsorgen* *- Systemprodukte mechanisch (ggf. durch Hersteller)*

6.2.2. Visuelle Kontrolle auf Schäden

Sollte einer der nachfolgenden Schäden erkennbar sein ist das Produkt aus dem Instrumentenkreislauf zu entfernen. Die Vorgehensweise muss im QM-Handbuch beschrieben sein.

- Makroskopisch oder mit Lupe

- Risse

- Brüche

- Verformungen

- Abnutzungs-Ermüdungs- & Alterungserscheinungen

6.2.3. Visuelle Kontrolle auf Oberflächenveränderungen

Sollte einer der nachfolgenden Probleme / Schäden erkennbar sein ist das Produkt aus dem Instrumentenkreislauf zu entfernen bzw. ist über die fachliche Leitung (AEMP-Leitung, Schichtleitung, etc.) eine Entscheidung einzuholen. Die Vorgehensweise muss im QM-Handbuch beschrieben sein.

- Verfärbungen

- Korrosionen

- Beschädigung von Chromschichten

6.3. Pflege der Instrumente

Eine wichtige qualitätssichernde und werterhaltende Maßnahme im Rahmen der Aufbereitung von wiederaufbereitbaren Medizinprodukten, ist die „Pflege" der MP.

Die Pflege muss mit einem für das Sterilisationsmedium geeignetem Pflegemittel durchgeführt werden.

- Basis: Paraffin-/Weißöl

- muss der jeweils gültigen Pharmakopöe entsprechen

- muss biokompatibel sein

- muss dampfsterilisationsfähig und dampfdurchlässig sein

- muss „Verkleben der Gelenke" durch sich addierende Wirkung bzw. „Verharzung" ausschließen

Diese Pflegemittel verhindern die Reibung von Metall auf Metall und halten so die Instrumente gängig, d.h. das Instrument lässt sich leicht öffnen und schließen.

Durchführung:

- <u>Grundvoraussetzung:</u> Die Instrumente müssen auf Raumtemperatur abgekühlt sein, da sonst bei Bewegung der Teile Gefahr von Metallabrieb (Folge: Reibkorrosion) besteht und sog. „Metallfresser" eine Schwergängigkeit bzw. völlige Funktionsuntüchtigkeit zur Folge haben.

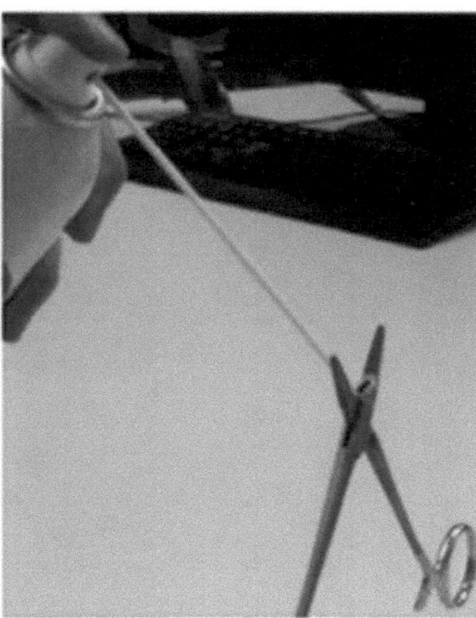

- gezieltes, manuelles einbringen des Pflegemittels in Gelenke,
  Gewinde und Gleitflächen – dabei nur eine sehr dünne
  Ölschicht erzeugen

- Oberflächliches Einsprühen der Instrumente ist <u>nicht</u> ausreichend, da das Öl bei dieser Anwendung
  nicht in ausreichender Menge in die sensiblen Bereiche gelangt.

- Der Pflegevorgang (Ölen) hat immer weg vom Arbeitstisch (z.B. in Richtung Boden) zu erfolgen, um
  Sprühnebel auf andere Produkte zu verhindern. Bei sonstigen Ölvorgängen auf dem Tisch ist
  eine saugfähige Unterlage zu verwenden - Austausch bei größeren, häufigen „Ölinseln" notwendig!

- Durch mehrmaliges Öffnen und Schließen wird das
  Pflegeprodukt in den Gelenken verteilt.
- Überschüssiges Öl von der Oberfläche mit einem Flusen-freien Tuch / Kompresse entfernen.

6.4. Funktionskontrolle / Funktionsprüfung

Um sicherzustellen, dass chirurgische Instrumente nach der Aufbereitung ihrem Einsatzzweck entsprechend
verwendet werden können, ist es notwendig, dass nach der Reinigung und Desinfektion, der visuellen
Kontrolle und den Pflegemaßnahmen eine korrekte Funktionsprüfung gemäß den vom Hersteller zur
Verfügung zu stellenden Angaben (EN ISO 17664) durchgeführt wird.

Diese qualitätssichernde Maßnahme muss daher im QM-Handbuch entsprechend beschrieben sein. Hierzu
sollen <u>klare</u> Kriterien für die Funktionsprüfung, sowie den Verbleib bzw. die Herausnahme (Reparatur oder
Ersatz) aus dem Medizinproduktekreislauf definiert und hinterlegt sein.

Essentielle Prüfungen sind u. A. bei Artikel mit: **Zahnung, Maul, Sperre**

- intakte Zahnung (verbogen, abgebrochen)

- korrekte Schließung (gleichförmig, vollständig)

- kein Überwerfen des Mauls („Kreuzbiss")

Hartmetalleinlagen:

- intakte Hartmetalleinlage (Ausbrüche, Abnutzungen, Risse)

- kein Spalt zwischen der Hartmetalleinlage, der Auflage / Anschlag

- korrekte Schließung des Mauls (Riffelung greift vollständig ineinander)

Schneidende Instrumente

- glatte Schneidflächen

- intakte Spitzen

- kein „schabendes" oder „knirschendes" Geräusch beim Schließen

7 Oberflächen- & Materialveränderungen

Medizinprodukte unterliegen im Laufe ihres „Lebens", vom Ankauf bis zum Ersatz, unterschiedlich starken Einflüssen wie Temperaturschwankungen, elektrischen & chemischen Belastungen, sowie mechanischen Beanspruchungen. Dies führt unweigerlich zu Veränderungen, welche sich von optisch „unschön" bis hin zur Zerstörung auf die Produkte auswirken können.
Aufgrund dieser Komplexität der Einflüsse ist im Anlassfall die Ursachenforschung nicht immer einfach. Gerade erstmalig in Umlauf (Instrumentenkreislauf) gebrachte Medizinprodukte können aufgrund ihrer geringen Passivschicht schneller auf negative Gegebenheiten reagieren und Probleme aufzeigen. So muss also ein problembehafteter Artikel nicht immer der Ursprung sein.

Bitte beachten: Sollten Oberflächen- oder Korrosionsprobleme bekannt sein, müssen zunächst die Ursachen behoben werden, bevor man Neuanschaffungen oder Reparaturen von chirurgischen Instrumenten – insbesondere in größeren Ausmaß wie z.b. komplette Tassen – durchführt. Wird dies nicht berücksichtig, ist eine schnelle Schädigung (optisch bzw. substanziell) vorprogrammiert.

Nachfolgende Punkte stellen lediglich einen Überblick von häufig in der Praxis vorkommender Problematiken dar. Umfassendere Informationen sind in der vom Arbeitskreis Instrumente (AKI) herausgegebenen Broschüre „Instrumente werterhaltend aufbereiten" enthalten.

7.1. Metalle – Beläge & Verfärbungen

7.1.1. Organische Rückstände

Herkunft & Ursachen	<ul><li>Antrocknung (v. A. Blut)</li><li>Fixierung durch Desinfektionsmittel (Aldehyde, Alkohol)</li><li>zu hohe Vorreinigungstemperatur bzw. überhöhte Reinigungstemperatur im RDG</li><li>schlechte Reinigungsleistung wegen unzureichender Öffnung, Vorreinigung,</li><li>Spülmechanik, Reinigungsdauer, Schaumbildung, Spülschatten, Siebüberladung</li></ul>	
Empfehlung zur Beseitigung	<ul><li>gezielte manuelle Nachreinigung und / oder Nachreinigung mit Ultraschall</li><li>Einlegen in 3%ige Wasserstoffperoxid-Lösung</li></ul>	
Risikobewertung	<ul><li>Hygienerisiko: Infektionsgefahr für Patienten</li><li>Korrosionsrisiko (bei Stahlprodukten): Aufgrund von Chloridionenkonzentration</li><li>kann es zu Loch- / Spannungsrisskorrosion kommen</li></ul>	

7.1.2. Prozesschemikalienrückstände

Herkunft & Ursachen	<ul><li>unzureichend entfernte Prozesschemikalien beider Zwischen- und / oder Schlussspülung</li><li>Spülschatten</li></ul>	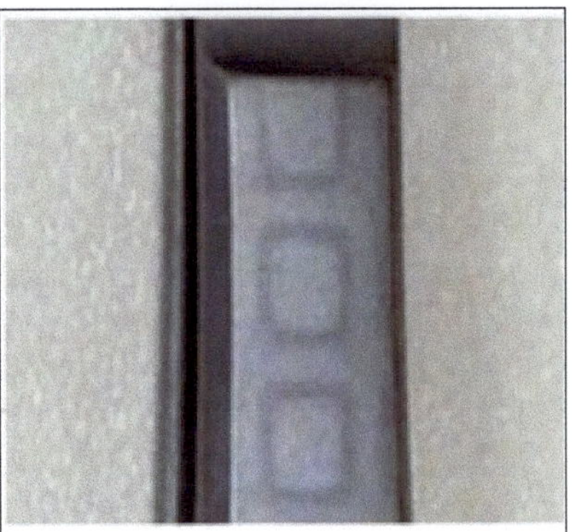
Empfehlung zur Beseitigung	<ul><li>abreiben mit flusenfreien Tuch (manchmal möglich)</li><li>Ursachenbehebung: Rückstände verlieren sich im Laufe der folgenden Aufbereitungszyklen</li></ul>	
Risikobewertung	<ul><li>i.d.R. keine Gefahr</li><li>ggf. Patientengefährdung bei ophthalmologischen Produkten</li></ul>	

7.1.3. Beläge durch Kalk

Herkunft & Ursachen	<ul><li>hoher Kalkgehalt im Wasser des letzten Reinigungsschrittes und / oder letztem Spülwasser</li></ul>	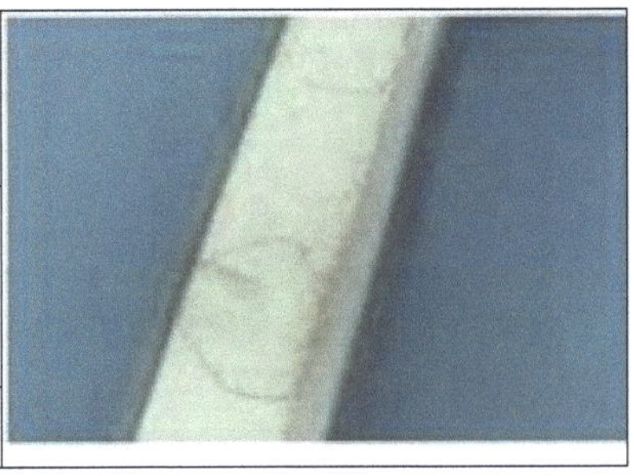
Empfehlung zur Beseitigung	<ul><li>abreiben mit flusenfreien Tuch</li><li>Ursachenbehebung: Rückstände verlieren sich im Laufe der folgenden Aufbereitungszyklen</li></ul>	
Risikobewertung	<ul><li>i.d.R. keine Gefahr</li></ul>	

7.1.4. Beläge durch Silikate

Herkunft & Ursachen	<ul><li>Kieselsäureschlupf bei Herstellung von VE-Wasser</li><li>Verschleppung silikathaltiger Reinigungsmittel in letzten Spülgang</li></ul>	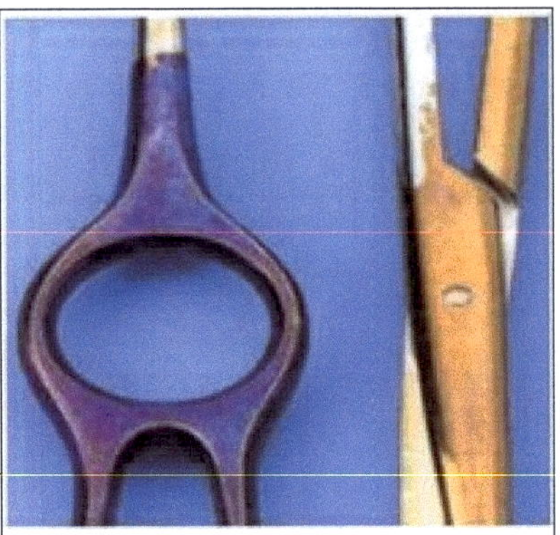
Empfehlung zur Beseitigung	<ul><li>Grundsätzlich Ursachenbehebung!</li><li>Grundreinigung (Herstellerangaben beachten)</li><li>mechanischer Oberflächenabtrag beim Hersteller / qualifizierten Reparateur</li></ul>	
Risikobewertung	<ul><li>i.d.R. keine Gefahr</li><li>visuelle Kontrollen im Prozess werden erschwert</li></ul>	

7.1.5. Verfärbung durch Oxidation
Härtebare und Nicht-Härtebare Instrumentenstähle

Herkunft & Ursachen	▪ Verschleppung phosphorhaltiger Neutralisations-mittel im RDG und / oder unzureichende Nachspülung nach Neutralisation ▪ Auftreten bei härtebaren Chromstählen,Abhängigkeit von Chrom und Kohlenstoff- zusammensetzung ▪ Grau-Schwarz-Färbung der Passivschicht(glänzend)
Empfehlung zur Beseitigung	▪ mechanischer Oberflächenabtrag beim Hersteller / qualifizierten Reparateur
Risikobewertung	▪ i.d.R. keine Gefahr ▪ **ACHTUNG:** Wenn Oberfläche „matt", dann ist Passivschicht (teilw.) abgeätzt – kein Korrosionsschutz! ▪ visuelle Kontrollen im Prozess werden erschwert

7.1.6. Ver- bzw. Entfärbung von Plasmaschichten
Titan

Herkunft & Ursachen	▪ verfärbenden Oxidationswirkung bei Prozess-chemikalien ▪ verstärkte Wirkung bei zugesetzten Oxidationsmitteln (z. B. OxiVario, OxiVario-Plus, OrthoVario)
Empfehlung zur Beseitigung	▪ chemische Oberflächenbearbeitung beim Hersteller / qualifizierten Reparateur
Risikobewertung	▪ i.d.R. keine Gefahr ▪ Kennzeichnungs- / Codierfunktion durch Farbwahl geht verloren ▪ visuelle Kontrollen im Prozess werden erschwert

7.2. Metalle – Korrosionen

Definition des Begriffes „Korrosion"

EN ISO 8044 – Korrosionen von Metallen und Legierungen: Korrosion, ist die Reaktion eines metallischen Werkstoffes mit seiner Umgebung, die eine messbare Veränderung des Werkstoffes bewirkt und ggf. zu einer Beeinträchtigung der Funktion eines metallischen Bauteils oder eines ganzen Systems führen kann.

In den meisten Fällen ist die Reaktion elektrochemischer Natur, in einigen Fällen kann sie chemischer oder metallphysikalischer Natur sein.

Chloride

Chloridionen sind die Verursacher von Loch- und / oder Spannungsrisskorrosion. Diese sind in nachfolgend genannten Medien enthalten, welche bei Eingriffen auf das Produkte einwirken. Sie führen bei entsprechenden Bedingungen (z. B. lange Standzeiten bis zur tatsächlichen Aufbereitung) zu den genannten Problemen.

- Physiologische Kochsalzlösung
- Blut, Speichel, Schweiß

- Chloride in Arzneimittel
- Chloride im Wasser
- Chloride im Sterilisierdampf
- Verschlepptes Regeneriersalz
- Um Folgeschäden zu vermeiden sind bereits während des Eingriffes entsprechende Maßnahmen zu berücksichtigen (z.b. grobe Vorreinigung – Abwischen - der Produkte von groben Verschmutzungen, Durchspülen von Lumen, etc.).

7.2.1. Lochkorrosion

Herkunft & Ursachen	<ul><li>nur Stähle</li><li>lange Einwirkzeiten von organischen oder chemischen Substanzen in meist feuchter Umgebung, auch Aufkonzentration der vorgenannten Stoffe durch langsames Eintrocknen - Vorwiegend Chloridionen (in Blut, Wasser, physiologische Kochsalzlösung) oder andere Halogenionen (Jodide, Bromide)</li><li>nicht entfernte andere Korrosionen</li></ul>	
Empfehlung zur Beseitigung	<ul><li>Ursachenbehebung!</li><li>in seltenen Fällen: mechanischer Oberflächenabtrag beim Hersteller / qualifizierten Reparateur</li><li>meist irreparabel aufgrund Eindringtiefe</li></ul>	
Risikobewertung	<ul><li>Hygienerisiko: Rückstände im Korrosionsloch?!</li><li>Korrosionsübertragungsrisiko: Rostpartikel können durch RDG und Sterilisator weiter verbreitet werden</li></ul>	

7.2.2. Reibkorrosion

Herkunft & Ursachen	<ul><li>mangelnde Schmierung an den aufeinanderliegenden Teilen, z. B. Gelenke, Geleitflächen, etc.</li><li>chemische Reaktionen (meist in Verbindung mit mangelnder Schmierung) durch z. B. inkrustierte Blutrückstände)</li><li>Fremdkörper (z. B. Produktionsrückstände wie Metallspäne, Glasperlen von der Mattierung</li></ul>	
Empfehlung zur Beseitigung	<ul><li>Ursachenbehebung: Ölen gemäß Herstellerangaben - Instrumente vor Pflege auf Raumtemperatur abkühlen lassen; gezielter Ultraschalleinsatz</li><li>zerlegbare Artikel: mechanischer Oberflächenabtrag beim Hersteller / qualifizierten Reparateur</li><li>nicht zerlegbare Artikel: irreparabel, da nicht vollständig entfernbar</li></ul>	
Risikobewertung	<ul><li>Hygienerisiko: Rückstände im Korrosionsbereich?!</li><li>Korrosionsübertragungsrisiko: Rostpartikel können durch RDG und Sterilisator weiter verbreitet werden</li></ul>	

7.2.3. Spannungsrisskorrosion

Herkunft & Ursachen	<ul><li>Überdosierung phosphorsäurehaltiger Neutralisationsmittel und/oder unzureichende Nachspülung nach der Neutralisation</li><li>zu hohe Alkalität (z.b. Reiniger)</li><li>unsachgemäße Anwendung von Grundreinigern</li><li>lange Einwirkzeiten von organischen oder chemischen Substanzen in meist feuchter Umgebung</li></ul>Betroffen sind Stähle (auch Hartmetalle; alle Rost) und eloxierte Aluminiumprodukte (Anbeitzung Eloxalschicht – unebene Oberfläche; Container – weisser Belag)	
Empfehlung zur Beseitigung	<ul><li>Ursachenbehebung!</li><li>mechanischer Oberflächenabtrag beim Hersteller / qualifizierten Reparateur</li><li>Aluminium und bestimmte Hartmetalleinlagen irreparabel</li></ul>	
Risikobewertung	<ul><li>Korrosionsübertragungsrisiko: Rostpartikel können durch RDG und Sterilisator weiter verbreitet werden</li></ul>	

7.2.4. Flächenkorrosion

Achtung: Markierungsbänder

Flächenkorrosionen kommen auch bei „dauerhaft" verbleibenden Markierungsbändern vor. Hier geschieht der Korrosionsvorgang im Verborgenen und schädigt so nicht nur das markierte Produkt selbst, sondern unerkannt auch andere Stahlartikel.

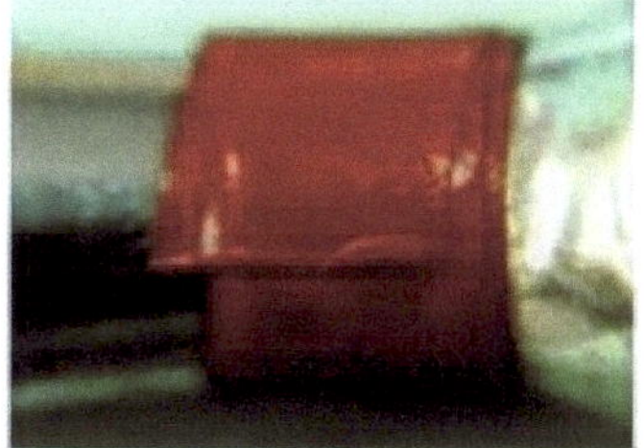
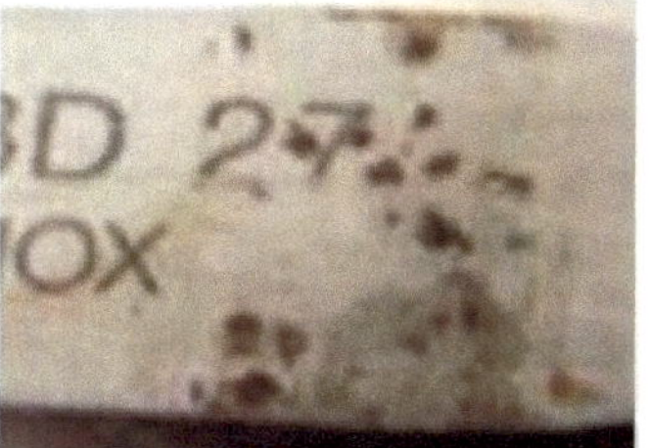

7.2.5. Kontaktkorrosion

Herkunft & Ursachen	<ul><li>oft nach maschineller Reinigung, aufgrund Mikrobewegungen (Abrieb Passivschicht) und Medieneinfluß, bei längerer Standzeit bis zur Weiterbearbeitung, beobachtet</li></ul>	
Empfehlung zur Beseitigung	<ul><li>sehr selten auftretende Korrosionsart, welche Produkt nicht nachhaltig schädigt, daher keine Maßnahmen notwendig (Voraussetzung: keine addierende Korrosionsart vorhanden)</li></ul>	
Risikobewertung	<ul><li>keine relevante Gefahr – Produkt im Rahmen regulärer Kontrollen begutachten</li></ul>	

7.2.6. Fremd- und Flugrost

Herkunft & Ursachen	• Eintrag aus dem Leitungssystemen • Wasser- / Dampfbelastung mit Korrosionspartikel • Aufbereitung mit Einmal-Artikel (z. B. Skalpell-klingen) • <u>Aufbereitung mit rostigen Instrumenten</u>
Empfehlung zur Beseitigung	• mechanischer Oberflächenabtrag beim Hersteller / qualifizierten Reparateur
Risikobewertung	• Korrosionsübertragungsrisiko: Rostpartikel können durch RDG und Sterilisator weiter verbreitet werden

7.2.7. Spaltkorrosion

Herkunft & Ursachen	• lange Einwirkzeiten von organischen oder chemischen Substanzen in meist feuchter Umgebung bei kritischen Spaltbereichen
Empfehlung zur Beseitigung	• mechanischer Oberflächenabtrag beim Hersteller / qualifizierten Reparateur • irreparabel bei geringen Materialstärken, zu starkem Befall
Risikobewertung	• (bei starkem Befall) Korrosionsübertragungs-risiko: Rostpartikel können durch RDG und Sterilisator weiter verbreitet werden

7.3. Kunststoffe

Kunststoffe stellen bei Medizinprodukten in den letzten Jahrzehnten einen sehr hohen Anteil. Die Vielfalt wurde bereits bei den Materialien aufgezeigt.

Im Gegensatz zu Stahlinstrumenten ist die Haltbarkeit stark eingeschränkt, da viele Kunststoffsorten sog. Weichmacher enthalten oder generell die Belastungen (Chemie, Temperatur) der heutigen Aufbereitungsanforderungen nur begrenzt aushalten können.

Somit sind diese Artikel, oder die aus „Plastik" bestehenden Teilkomponenten bei jedem Durchlauf genauestens zu prüfen um Schädigungen von Anwender und Patienten weitestgehend auszuschließen!

7.3.1. Alterung

Herkunft & Ursachen	<ul><li>Ungeeignete Reinigungs- / Desinfektions-produkte, welche z.b. Weichmacher herauslösen</li><li>Überschreitung Einwirkzeiten und / oder Mengen von chemischen Stoffen (z.b. Desinfektionsmittel)</li><li>unzureichend entfernte Prozesschemikalien beider Zwischen- und / oder Schlussspülung</li><li>Spülschatten Dehnung und Überdehnung bei Lagerung</li><li>UV-Strahlung (Sonnenlicht)</li></ul>	
Empfehlung zur Beseitigung	<ul><li>irreparabel</li></ul>	
Risikobewertung	<ul><li>Hygienerisiko: Eintrag in OP-Feld durch Abplatzen, Ab-/ Herausbrechen?!</li><li>Patienten- und Anwenderrisiko: Verletzungs- und Abbruchgefahr</li></ul>	

7.3.2. Quellung

Herkunft & Ursachen	<ul><li>Auf- / Eintrag von Gasen (z.b. Narkosegas) oder Flüssigkeiten (z.b. Öl, Lösungsmittel) welche in Folge das Material erweichen, klebrig oder spröde werden lässt, oder diesen durch aufreißen / zerplatzen zerstört.</li></ul>	
Empfehlung zur Beseitigung	<ul><li>irreparabel</li></ul>	
Risikobewertung	<ul><li>Funktionsrisiko: Undichtigkeit, Passung, etc.</li></ul>	

7.3.3. Spannungsrisse

Herkunft & Ursachen	<ul><li>vorwiegend bei Produkten mit, aus der Herstellung bedingten, Spannungen im Material (z.b. Presspassungen)</li><li>meist Alterserscheinung durch oftmalige Einwirkung von Chemie (Flüssigkeiten), Temperatur und Zeiten auf diese Artikel</li></ul>	
Empfehlung zur Beseitigung	<ul><li>irreparabel</li></ul>	
Risikobewertung	<ul><li>Hygienerisiko: Eintrag in OP-Feld durch Abplatzen, Ab-/ Herausbrechen ?!</li><li>Patienten- und Anwenderrisiko: Verletzungs- und Abbruchgefahr</li></ul>	

8   Unterricht im Praktikum

Im Praktikum sollten die Teilnehmerinnen und Teilnehmer folgende theoretische Inhalte in der Praxis sehen, bzw. gezeigt bekommen:

- Sehen einer Arbeitsplatzausstattung zur Pflege und Funktionskontrolle

- Anwenden von Hilfsmitteln zum Erkennen von Oberflächenveränderungen und Beschädigungen an chirurgischen Instrumenten
- Berücksichtigung von Kriterien für das Ausscheiden von chirurgischen Instrumenten

- Formen der Ablage von Herstellerangaben für die Pflege und Funktionskontrolle

- Sehen von Möglichkeiten von Arbeitsanweisungen für die Pflege und Funktionskontrolle

- Erkennen der geeigneten Pflegemittel für chirurgische Instrumente

- Korrektes Anwenden von Pflegeprodukten

9   Literatur / Quellen

- Arbeitskreis Instrumenten-Aufbereitung: Instrumentenaufbereitung – Instrumente werterhaltend aufbereiten, 10. Auflage 2012, www.a-k-i.org Aesculap AG: div. Bilder
- SteriLog Instrumentenmanagement GmbH: div. Bilder und Graphiken
- Autorenkollektiv: Böhler Werkstoffe für medizinische Instrumente und chirurgische Implantate, Böhler Edelstahl GmbH
- Heitz, E: Einführung in die Korrosion der Metalle, Verlag Chemie, 1965